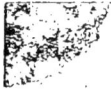

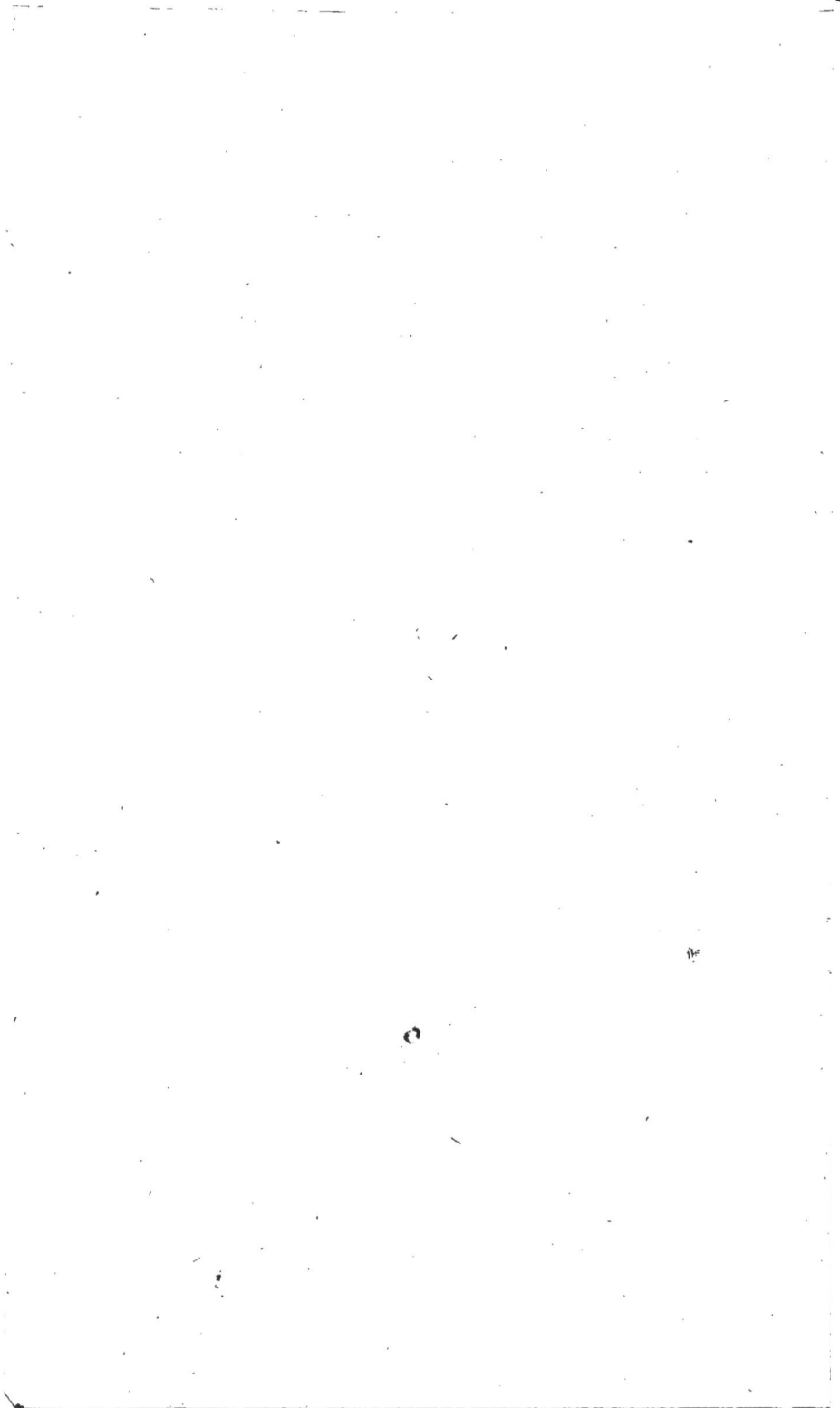

DE LA

PNEUMONIE AIGUË

ET DE LA

NÉVRITE DU PNEUMOGASTRIQUE

PATHOGÉNIE DE LA PNEUMONIE

Par le Dr Ch. FERNET,

Agrégé de la Faculté de Médecine,
Médecin de l'hôpital Saint-Antoine.

(Extrait de *la France médicale*, nos 23 et 24 1878.)

PARIS

V. A. DELAHAYE ET Cie, LIBRAIRES-ÉDITEURS

Place de l'École-de-Médecine

1878

PUBLICATIONS DE LA FRANCE MÉDICALE

DE LA

PNEUMONIE AIGUË

ET DE LA

NÉVRITE DU PNEUMOGASTRIQUE

PATHOGÉNIE DE LA PNEUMONIE

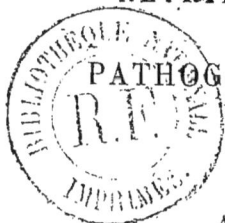

Par le Dʳ Ch. FERNET,

Agrégé de la Faculté de Médecine,
Médecin de l'hôpital Saint-Antoine.

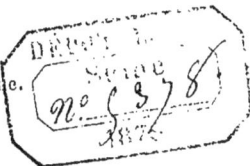

PARIS

V. A. DELAHAYE ET Cⁱᵉ, LIBRAIRES-ÉDITEURS

Place de l'École-de-Médecine.

1878

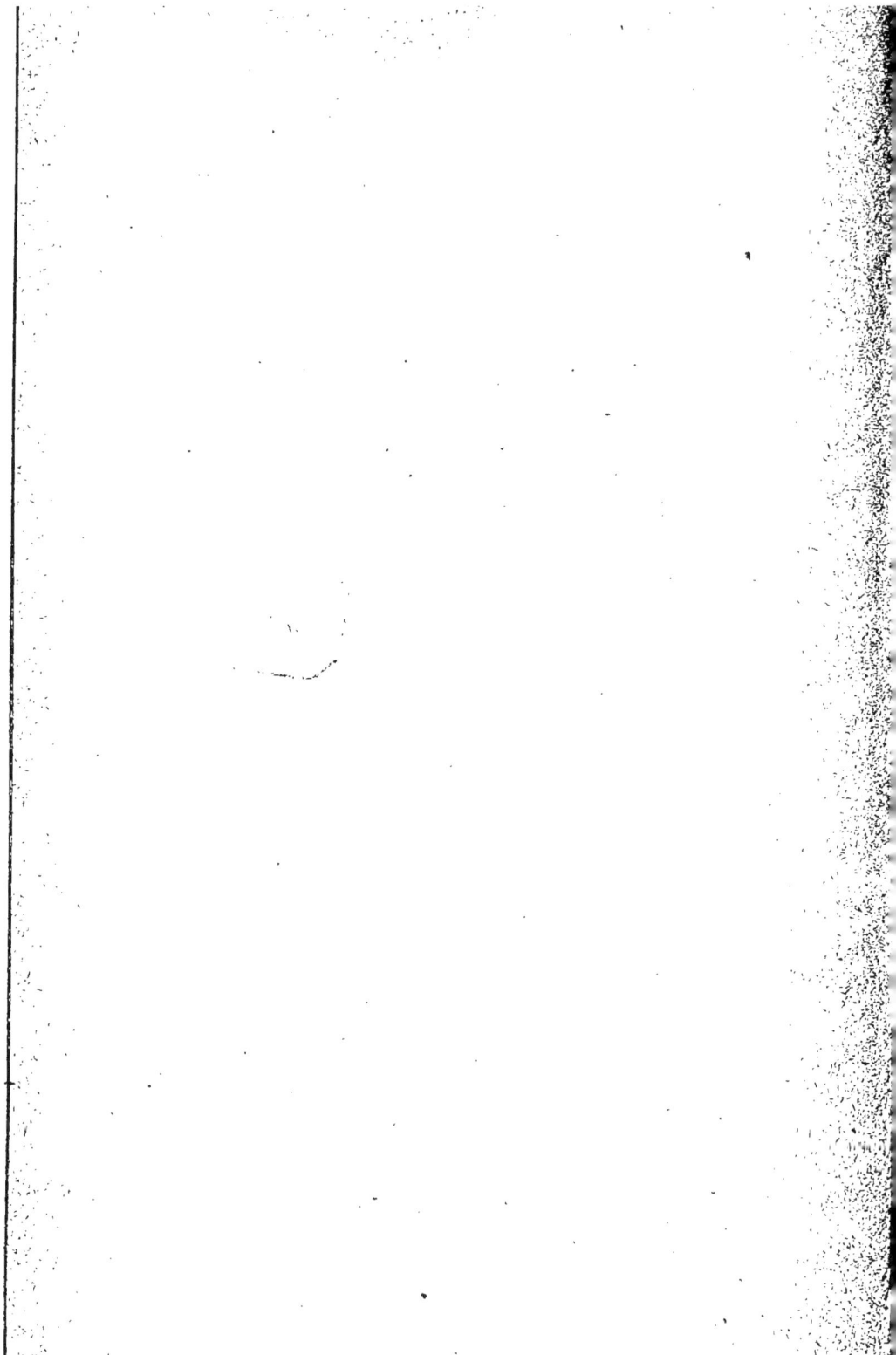

DE

LA PNEUMONIE AIGUË

ET DE LA

NÉVRITE DU PNEUMOGASTRIQUE

PATHOGÉNIE DE LA PNEUMONIE

(Communication à la Société clinique de Paris.)

L'idée que je veux chercher à établir dans ce travail, et qui a trait à la pathogénie de la pneumonie aiguë, peut être résumée dans la proposition suivante :

La pneumonie franche, aiguë, dite fibrineuse, est un herpès du poumon, et cet herpès est un trouble trophique placé sous la dépendance d'une névrite du pneumogastrique.

Avant de chercher à justifier cette proposition et d'indiquer par quelle suite de déductions j'y ai été conduit, je citerai trois faits qui me paraissent établir la réalité de la névrite du pneumogastrique dans la pneumonie et qui constituent une première base positive pour la théorie ; je n'en donne ici qu'un résumé (1) dans ce qu'ils ont d'essentiel à mon point de vue.

Le 20 janvier 1878 entrait dans mon service, à l'hôpital Saint-Antoine, une jeune femme de 26 ans qui se disait malade depuis huit jours. Nous constations chez elle l'existence d'une pleurésie diaphragmatique droite sans épanchement et d'une pneumonie étendue du sommet droit ; ces deux maladies étaient caractérisées par leurs symptômes et leurs signes ordinaires, sur lesquels il me paraît inutile d'insister. Nous trouvions en outre quelques symptômes d'alcoolisme qui nous firent dès le début réserver le pronostic. Il y eut une amélioration passagère ; mais bientôt survint un délire présentant les caractères du délire alcoolique, des phénomènes asphyxiques se développèrent rapidement et la mort arriva le 25 janvier, cinq jours après l'entrée à l'hôpital.— A l'autopsie, on trouva d'abord les lésions de la pleurésie diaphragmatique sèche, puis celles d'une pneumonie droite occupant tout le lobe supérieur et la moitié posté-

---

(1) Les deux premières observations ont été prises en détail par M. de Lamer, externe du service.

rieure du lobe moyen et commençant à suppurer. Les nerfs pneumogastriques furent alors disséqués et mis sur une table à côté l'un de
l'autre pour permettre de juger leurs caractères par comparaison ;
ces caractères parurent assez différents pour que non-seulement
mes élèves, mais des personnes étrangères à l'objet de nos recherches n'hésitassent pas à reconnaître dans le nerf pneumogastrique
droit des indices manifestes d'une lésion irritative. Je transcris textuellement les caractères relevés au moment même de l'autopsie et
consignés dans l'observation :

Le pneumogastrique droit est plus gros que le gauche ; il présente dans toute son étendue une fine injection à la surface, et les
fibres nerveuses elles-mêmes ont une teinte rosée, hortensia. Le
pneumogastrique gauche n'offre aucune injection à sa surface, les
fibres nerveuses ont une couleur blanc jaunâtre. La consistance des
deux nerfs, appréciée par une pression légère entre le pouce et
l'index, paraît sensiblement la même. L'examen microscopique des
nerfs, après durcissement dans l'acide chromique, a été fait par notre
collègue, M. Martin, et soumis à l'appréciation de M. Malassez ; il
n'a pas révélé de lésion évidente dans les éléments anatomiques : les
deux nerfs et leurs enveloppes présentent sensiblement les mêmes
caractères. Je dois dire que les conditions de l'examen n'ont pas paru
bonnes aux deux histologistes que je viens de citer et qu'ils ne
considèrent pas le résultat négatif obtenu par eux comme con-
cluant.

Le deuxième fait concerne une femme entrée dans mon service
le 13 février. Cette femme n'était âgée que de 58 ans, mais elle
avait tous les attributs d'une sénilité anticipée. Elle était atteinte
d'une pneumonie datant déjà de quelques jours et occupant les deux
tiers inférieurs du poumon droit ; du même côté on trouvait les signes d'une pleurésie diaphragmatique. Deux jours après l'entrée
survint la crise de la maladie, qui parut d'abord favorable, et pendant quelques heures il y eut une amélioration évidente ; mais
bientôt arrivèrent des accidents adynamiques, du délire, et la malade succomba au 8e jour de sa maladie.

A l'autopsie, on trouva les lésions d'une pleurésie diaphragmatique et celles d'une pneumonie occupant tout le lobe inférieur et la
partie externe du lobe moyen et du lobe supérieur ; on trouva en
outre les caractères d'une lésion irritative des nerfs pneumogastrique
et phrénique du côté droit. Le pneumogastrique droit présente une
teinte gris rosé, hortensia, il paraît plus volumineux et plus con-
sistant que le pneumogastrique gauche. Mêmes caractères pour le
nerf phrénique droit comparé à celui du côté opposé.

Voici encore un troisième fait (1) que j'ai observé depuis ma

---

(1) Résumé d'après les notes de M. Simonneau, stagiaire du service.

communication à la Société clinique et qui concorde avec les deux précédents. Le 28 février 1878, la nommée L... (Mélanie), âgée de 63 ans, entrait dans mon service à l'hôpital Saint-Antoine. Les personnes qui l'ont apportée racontent qu'on l'a trouvée étendue par terre dans sa chambre, incapable de se relever ; ses voisins, ne l'ayant pas vue depuis vingt-quatre heures, s'étaient décidés à entrer chez elle.

Le lendemain, 1er mars, je la trouve dans un état des plus graves et je ne puis obtenir d'elle que des renseignements dont la valeur est très-douteuse ; elle se dit malade depuis une quinzaine de jours et aurait eu un frisson au début. En examinant la surface du corps, on découvre aux deux pieds, aux jambes, aux cuisses et à la partie postérieure du tronc des traces de brûlures au deuxième et au troisième degré ; la plus étendue occupe tout le talon gauche dont la peau est transformée en une eschare noire. Ces brûlures ont été sans doute produites par la chaufferette dont la malade a l'habitude de se servir et qu'elle a, dit-elle, renversée dans sa chute,

On constate une fièvre vive : le thermomètre marque 38° dans l'aisselle, le pouls est à 120. Sur la lèvre supérieure on remarque une petite plaque rouge qui pourrait bien être la trace d'un bouton d'herpès. L'examen de la poitrine, rendu difficile par un râle trachéal très-intense qui couvre les bruits, permet cependant de reconnaître l'existence d'une pneumonie occupant les deux tiers inférieurs de la poitrine du côté gauche. Il n'y a pas de douleur sur le trajet du pneumogastrique au cou. mais la sensibilité de la malade est peut-être très-amoindrie. — (Potion de Todd ; lait.)

La malade meurt la nuit suivante.

A l'autopsie, on trouve d'abord des exsudats pseudo-membraneux sur la plèvre diaphragmatique gauche, puis les lésions d'une pneumonie au second degré, occupant tout le lobe inférieur du poumon gauche.

Les deux nerfs pneumogastriques sont alors découverts et examinés comparativement, Les lésions du pneumogastrique gauche commencent au quart inférieur du trajet de ce nerf au cou : à ce niveau se montre une injection vasculaire marquée tout autour du nerf, et à partir du même point les fibres nerveuses offrent une teinte grisâtre rosé et terne au lieu de la coloration blanche nacrée qu'on trouve dans l'extrémité supérieure du nerf malade et sur tout le trajet du nerf du côté opposé. Ces lésions, qui commencent nettement au point que j'ai indiqué plus haut, se prolongent en bas jusqu'à la division du nerf et là il est impossible d'indiquer leur limite. Le volume du nerf malade ne paraît pas augmenté.

Les lésions que je viens d'indiquer ont été facilement constatées par les élèves de mon service et par plusieurs autres élèves de l'hôpital présents à l'autopsie, entr'autres par un interne qui ignorait les altérations que nous cherchions et qui les a, sans hésiter, trouvées et décrites dans les termes employés plus haut.

L'examen microscopique a été pratiqué par notre collègue M. Martin, qui avait vu et constaté comme nous les altérations macroscopiques. Cet examen n'a encore donné que des résultats négatifs et n'a montré aucune lésion histologique évidente des fibres nerveuses ou du périnèvre. Cette fois les nerfs avaient été préparés par l'acide osmique.

Ces résultats négatifs de l'examen microscopique dans les deux cas où on l'a pratiqué jusqu'ici doivent être pris en considération ; ils ne peuvent cependant détruire la valeur des lésions macroscopiques observées dans trois cas consécutifs. Ils semblent indiquer que peut-être la lésion irritative qu'on constate à la simple vue n'est qu'une congestion, ou bien que cette lésion, tout en étant de nature inflammatoire, est trop récente ou trop peu intense pour déterminer des altérations évidentes dans les éléments anatomiques.

Après avoir relevé dans ces trois faits ce qui nous intéresse particulièrement, je reprends ma proposition et j'examine successivement les deux termes qui la composent.

La pneumonie est un herpès.—Cette opinion a déjà été soutenue par M. Parrot d'abord dans son remarquable mémoire sur la fièvre herpétique (1), puis par M. Lagout dans un excellent travail communiqué à la Société médicale des hôpitaux (2) ; nous allons voir qu'on peut l'appuyer sur de très-solides arguments. Si l'on veut prendre pour type des herpès aigus fébriles l'herpès labialis, que voit-on dans cette maladie? A la suite d'un refroidissement brusque, un individu est pris d'une fièvre souvent très-vive, puis au bout de deux, trois, quatre jours apparaît au pourtour des lèvres et des ailes du nez, souvent d'un seul côté, une éruption d'herpès plus ou moins abondante ; la fièvre cesse alors et la crise est souvent marquée par une sueur ; la maladie est terminée, les vésicules d'herpès se dessèchent, les croûtes tombent au bout de quelques jours et ainsi disparaissent les derniers reliquats de l'affection locale.

Mais cet herpès ne se localise pas toujours à la peau ; plus souvent peut-être il se montre sur les membranes muqueuses. Déjà Bretonneau et Trousseau avaient pensé que la maladie improprement appelée angine couenneuse commune n'était sans doute qu'un herpès de la gorge. A M. Gubler revient l'honneur d'avoir démontré ce fait, désormais acquis à la science, dans son mémoire si connu sur l'herpès

---

(1) Parrot. De la fièvre herpétique, *Gazette hebdomadaire*, 1871.
(2) Lagout. Observ. et considér. relatives à l'herpès labialis, in Mémoires de a Société méd. des hôpitaux, 1873, p. 91.

guttural (1); dans ce même mémoire, M. Gubler a rapproché de l'herpès guttural l'herpès de la conjonctive, et il a insisté sur l'identité de nature de ces affections et de l'herpès labialis qui coïncide fréquemment avec elles, et sur la cause univoque, le refroidissement, qui les produit. Je ne veux m'arrêter ici ni à l'angine herpétique, dont le tableau a été encore excellement tracé par M. Lasègue (2), ni à l'herpès de la conjonctive dont l'étude a été très-étendue dans ces dernières années sous le nom de zona ophthalmique. Je relève seulement les analogies qui permettent d'assimiler de tout point l'angine herpétique et l'herpès naso-labial : même cause, le refroidissement ; même fièvre avec frisson initial, sauf l'intensité plus marquée en général dans l'angine ; même lésion locale, vésicule herpétique ; même évolution. Des différences, d'importance assurément secondaire et qui s'expliquent par le siége des lésions, séparent les deux affections : l'éruption se montre plus tôt après l'action de la cause et après la fièvre initiale dans l'angine herpétique que dans l'herpès labial, conformément à cette loi générale que les éruptions des muqueuses sont plus hâtives que celles de la peau ; les vésicules d'herpès se rompent de bonne heure dans la gorge en raison de la caducité et du peu de résistance de l'épithélium, et à leur place on voit se former une sorte de pellicule blanchâtre qui n'est autre chose qu'un exsudat séro-fibrineux, et qui me semble assimilable à la croûte de l'herpès cutané incomplètement desséché.

Appuyés sur ces données, M. Parrot et M. Lagout ont étendu le champ de l'herpès des membranes muqueuses en montrant qu'on devait rattacher aussi à l'herpès la pneumonie franche aiguë. Des arguments, identiques à ceux que nous venons d'indiquer pour déterminer la nature de l'angine herpétique, justifient pour la pneumonie cette manière de voir.

La cause habituelle de la pneumonie, comme celle de l'herpès labial et de l'herpès guttural, est le refroidissement ; elle est d'autant plus efficace que le coup de froid saisit le corps plus échauffé par un exercice actif ou par la chaleur extérieure.

L'évolution de la pneumonie aiguë, si caractéristique et si typique, est en réalité comparable à celle des autres herpès auxquels nous l'assimilons. La maladie débute par un frisson intense, prolongé, premier phénomène saillant d'un état fébrile qui va durer six ou sept jours ; cette fièvre vive, accompagnée d'une céphalalgie pénible, est la même à peu près que dans l'angine et ne se montre guère

---

(1) Gubler. Mém. sur l'herpès guttural (angine couenneuse commune) et sur l'ophthalmie due à l'herpès de la conjonctive. Bull. de la Soc. méd. des hôp. 1856-1858, p. 386 ; et Union médicale, 1858, p. 6.

(2) Lasègue. Traité des angines. Paris 1868.

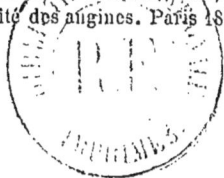

avec des caractères analogues que dans la néphrite aiguë ; elle se prolonge pendant une semaine environ, puis tombe aussi rapidement qu'elle était survenue, et avec cette défervescence coïncide une crise caractérisée par une sueur abondante. Concurremment avec la fièvre se développe la lésion pulmonaire : peu de temps après le frisson, il se fait dans les alvéoles du poumon un exsudat fibrineux, j'allais dire une éruption, précoce comme celle de l'angine herpétique, qui encombre une portion plus ou moins étendue du parenchyme et est accompagnée, comme l'a surtout bien montré M. Woillez, d'une congestion pulmonaire souvent très-étendue. L'exsudat, en partie éliminé par l'expectoration pendant la période d'état de la maladie, est surtout expulsé au décours de la fièvre, sous forme de crachats visqueux, qui, projetés et dissociés dans l'eau, y reproduisent le moule des extrémités bronchiques et des alvéoles pulmonaires (Gubler).

Ne voit-on pas, à tous ces points de vue de l'évolution, de la fièvre et des lésions locales, une progression croissante entre ces trois maladies, herpès naso-labial, angine herpétique, pneumonie ; et si l'on tient compte de l'identité de la cause, n'est-on pas déjà tenté de conclure à l'identité de nature ?

Mais ce n'est pas tout. Voici qu'avec la pneumonie, comme avec l'herpès de la gorge, coïncide très-habituellement un herpès des lèvres ; cet herpès des lèvres n'est-il pas la manifestation évidente au dehors, à la surface de la peau, de ce qui se passe au dedans, à la surface de la muqueuse pulmonaire ? Les signes physiques de la pneumonie précèdent, il est vrai, l'apparition de l'éruption labiale ; mais cela ne saurait nous surprendre, puisque nous savons que les éruptions des muqueuses sont plus précoces et plus hâtives que celles de la peau. C'est ce que M. Lagout exprime d'une manière saisissante :

« La peau est une porte qui offre une certaine résistance pour laisser sortir l'herpès, et qui demande deux, trois, quatre jours et plus pour arriver à bonne fin. Pendant ce travail, et dès le début, M. Lasègue nous dit très justement encore que les fenêtres des muqueuses sont bien plus faciles à ouvrir que les portes de la peau. Regardez les fenêtres de devant (les amygdales), tous les auteurs y ont vu ou aperçu les vésicules de l'herpès. Si vous ne voyez pas ce qui se passe par les fenêtres de derrière (les poumons) pendant le même tumulte de la fièvre d'élimination, vous l'entendez bien en appliquant votre oreille ; et lorsque la porte a fini par s'ouvrir pour laisser passer le reste, et que tout l'organisme est rentré dans le calme, le doute n'est plus possible ; ce n'est pas une grande audace médicale que de dire que ce qui est sorti par les fenêtres de derrière, c'est ce que vous constatez à la porte, c'est-à-dire l'herpès labialis. M. Parrot est lui-même bien près de cette conclusion, lorsqu'il dit :

« En sorte qu'on pourrait dire qu'il s'agit d'une fièvre herpétique avec pneumonie, et non d'une pneumonie avec herpès. »

Enfin la lésion propre de la pneumonie est encore en faveur de l'opinion que nous poursuivons. La pneumonie aiguë, en effet, n'est pas une phlegmasie parenchymateuse, mais une phlegmasie de la surface muqueuse, et si l'on voulait poursuivre son analogie avec l'herpès sur le terrain de l'anatomie pathologique, il serait facile de comparer l'exsudat de la pneumonie à l'exsudat séro-fibrineux de l'herpès cutané, à l'exsudat fibrineux de l'angine herpétique. Je me contente d'indiquer ce point de vue.

Les considérations qui précèdent me paraissent justifier les premiers termes de ma proposition ; je dis donc après M. Parrot et M. Lagout : la pneumonie est un herpès du poumon ; et je passe à la seconde partie, à celle qui concerne la pathogénie.

L'herpès du poumon est un trouble trophique placé sous la dépendance d'une névrite du pneumogastrique. — Tous les auteurs sont d'accord pour considérer le refroidissement comme la cause habituelle de la pneumonie et, nous venons de voir que des raisons puissantes conduisent à reconnaître dans cette maladie un herpès du poumon. Mais entre la cause refroidissement et l'effet ultime herpès du poumon, ou aussi bien herpès labial ou guttural, quel est l'intermédiaire ? Là est le problème pathogénique.

M. Parrot, tout en n'écartant pas absolument l'opinion d'après laquelle le froid agirait directement sur le poumon pour y produire une lésion dont la fièvre ne serait qu'un symptôme, incline manifestement à penser que le froid ne produit l'herpès qu'indirectement par l'intermédiaire d'une fièvre, fièvre herpétique, analogue aux fièvres éruptives ; enfin, serrant de plus près le problème, il arrive à proposer une interprétation que je vais citer dans un instant.

M. Lagout adopte la fièvre herpétique et la considère comme une fièvre d'élimination qui doit aboutir à la production de l'herpès sur les lèvres, sur la gorge ou sur le poumon ; il range cette fièvre parmi les fièvres éruptives.

Avant ces deux auteurs, M. Lasègue, à propos de l'herpès de la gorge, avait déclaré que « par son mode d'invasion, par son appareil fébrile, l'angine herpétique rentre dans la catégorie des maladies générales ou des fièvres, pour prendre la nomenclature des anciens, qui aboutissent à une localisation définie. »

Ainsi, entre les deux termes, refroidissement et herpès, se place pour ces auteurs une fièvre qui aboutit à une localisation définie (Lasègue), une fièvre qui élabore les germes herpétiques (Parrot), une fièvre éruptive, véritable fièvre d'élimination aboutissant à l'herpès (Lagout).

Eh bien, je le déclare, pour moi l'intermédiaire entre le refroidissement et l'herpès, c'est la névrite ou une lésion irritative des nerfs ; en d'autres termes, le refroidissement produit la névrite, et celle-ci à son tour est l'origine de l'herpès. J'ai hâte de justifier cette proposition.

On sait bien maintenant, depuis que les remarquables leçons de M. Charcot ont mis ce fait en pleine lumière (1), quelle est la fréquence des troubles trophiques dans les maladies du système nerveux et dans celle des nerfs en particulier, et que parmi ces troubles l'herpès cutané, le zona si l'on veut, occupe un des premiers rangs par sa fréquence et par l'évidence de ses relations avec les affections des nerfs. Cela étant acquis, y aurait-il lieu de s'étonner si l'herpès des membranes muqueuses se montrait dans les mêmes conditions et s'il affectait la même dépendance par rapport aux maladies des nerfs ou des centres nerveux ?

En second lieu, la considération de la cause de la pneumonie est encore favorable à l'idée d'une intervention probable du système nerveux dans sa production ; il est vraisemblable, en effet, que si le refroidissement doit agir sur quelque système de l'économie, ce doit être sur le système nerveux qui est chargé de recevoir les impressions extérieures.

M. Parrot avait pressenti nettement cette manière d'agir du refroidissement et aussi l'influence probable d'un trouble du système nerveux, dans l'interprétation à laquelle j'ai fait allusion tout à l'heure ; je dois ici reproduire textuellement le remarquable passage de son mémoire qui s'y rapporte :

« Chacun sait les relations qui existent entre l'herpès et certaines affections des nerfs, les névralgies surtout. L'herpès zoster a particulièrement attiré l'attention à ce point de vue. Or, dans cette dernière affection, bien que généralement les troubles généraux qui accompagnent l'éruption passent inaperçus, on observe parfois un appareil fébrile, caractérisé par l'accélération du pouls, l'élévation de la température, de l'insomnie et un embarras accusé des premières voies. Ce sont là des cas légers de fièvre herpétique avec prédominance névralgique. Et cette névralgie du zona, qui très-fréquemment affecte une branche intercostale, ressemble beaucoup à celle qui caractérise le point de côté de la pneumonie ; ayant le même siége, comme elle étant hémiplégique, et, comme elle encore, reconnaissant pour cause habituelle un refroidissement.

« Dans toutes ces affections, fièvre herpétique, pneumonie, zona, le système nerveux joue un rôle prépondérant. N'est-ce pas lui qui, par l'intermédiaire de la peau, membrane essentiellement nerveuse,

---

(1) Charcot. *Mouvement médical*, numéros du 12 juin 1870 et suiv., et Leç. sur les mal. du syst. nerv., 2º édit., 1876, t. I, p. 1.

est atteint le premier, et peut-être le seul, par la perturbation calo-
rifique, qui, de toutes leurs causes, est la plus fréquente et la plus
incontestée?

« Et ces premiers cris que pousse l'organisme malade, frissons,
dermalgie, élancements, éclairs de douleur, ne sont-ce pas des phénomènes essentiellement nerveux? C'est par le système nerveux que
pénètre la maladie, et c'est lui qui, réagissant le premier, affirme
qu'elle a pris possession du corps. C'est donc par le système nerveux que sont reliés entre eux ces états morbides, en apparence fort
dissemblables, et c'est par lui qu'ils appartiennent à une même fa-
mille. »

Ainsi, M. Parrot attribue un rôle prépondérant au système nerveux dans ces affections, fièvre herpétique, zona, pneumonie, dont
la cause est le refroidissement et l'effet ultime la production d'un
herpès.

D'autre part, M. Ollivier (1) signale la possibilité de considérer
l'angine herpétique comme un zona de la gorge. A propos d'un cas
de zona de la face, qui occupait le territoire du nerf ophthalmique
et celui du nerf maxillaire supérieur, et dans lequel il y avait coexis-
tence d'une éruption semblable occupant du même côté les muqueuses du nez, de la bouche et de l'arrière-bouche, il ajoute : « Je
ne sache pas que des exemples de zona circonscrit à la branche
moyenne du trijumeau aient été rapportés par les auteurs. Est-ce à
dire que cette variété de zona n'existe pas? Non, car indépendam-
ment d'un fait que j'ai observé dans le service de mon regretté maître
Natalis Guillot, je pense que bon nombre d'angines herpétiques
pourraient bien n'être qu'un zona de cette branche moyenne du trijumeau. En effet, que voyons-nous dans les descriptions d'angine
herpétique données par les auteurs? Dans presque toutes on signale
l'existence d'un groupe de vésicules siégeant sur une des amygdales,
un des piliers du voile du palais, la luette, la joue, les gencives et
les lèvres d'un seul côté. » Ainsi, voilà l'herpès guttural considéré
comme un zona de la gorge; la pneumonie ne serait-elle pas de même
un zona du poumon?

Je répète, après M. Parrot : Le refroidissement agit sur le système
nerveux; j'ajoute : il est une cause fréquente de névrite et de troubles trophiques consécutifs. Ici les exemples abondent : l'impression
du froid sur le nerf sciatique produit la névrite du sciatique ; sur le
facial, la névrite et l'hémiplégie faciale qui en est la conséquence ;
sur le trijumeau, l'herpès facial, le zona de la face ou le zona
ophthalmique qui n'en est qu'une variété, etc. Dans ces maladies si

(1) Ollivier. Quelques réflexions sur la pathogénie de l'angine herpétique à
propos d'un cas de zona de la face. Mém. de la Soc. de biologie, 1871, p. 227.

différentes en apparence, à une même cause, le refroidissement, succède le même effet, la névrite ; les différences symptomatiques dépendent uniquement des nerfs atteints et des fonctions diverses qui leur sont dévolues. Comment, après cela, s'étonner que l'angine herpétique puisse être attribuée à une névrite du nerf trijumeau (Ollivier) ou peut-être plutôt du glosso-pharyngien, que la pleurésie diaphragmatique puisse être attribuée à une névrite du nerf phrénique comme semble l'indiquer une de mes observations, enfin que la pneumonie (herpès du poumon) puisse être attribuée à une névrite du pneumogastrique ?

Mais il ne suffit pas de montrer que l'altération du nerf pneumogastrique est possible ou même probable dans la pneumonie, il faut la chercher et la voir. Or, cette névrite du pneumogastrique, je la montre dans mes observations : elle est caractérisée anatomiquement par une injection vive de la périphérie du nerf et par un changement de coloration des fibres nerveuses elles-mêmes, qui, au lieu de la coloration blanche nacrée de l'état normal, présentent une couleur gris rosé, hortensia. Elle a, de plus, des caractères cliniques : si on exerce une pression légère avec le doigt sur le trajet des nerfs pneumogastriques au cou, de chaque côté du larynx et de la trachée, on constate que du côté malade on éveille une douleur assez vive, tandis que l'on ne provoque que de la gêne du côté sain. Ce caractère, que M. Peter a trouvé dans des cas où il soupçonnait une irritation d'un des nerfs pneumogastriques chez des tuberculeux, que j'ai trouvé aussi dans les mêmes circonstances, je l'ai constaté plusieurs fois dans des cas de pneumonie franche, et avant que j'eusse pu faire des autopsies confirmatives, je l'avais considéré comme un indice de névrite.

Si l'on accepte le fait de la névrite du pneumogastrique coïncidant avec la pneumonie, il reste à déterminer quels sont ses rapports avec cette maladie ; or, je ne vois que deux interprétations possibles : ou bien la névrite est secondaire à la pneumonie, c'est une sorte de névrite ascendante, ou bien elle est primitive. La première hypothèse me paraît insoutenable ; a-t-on jamais vu en effet la maladie d'un viscère devenir le point de départ d'une névrite ascendante ? A-t-on jamais songé, dans le zona, à considérer l'éruption cutanée comme primitive, et la lésion nerveuse comme secondaire ?

Mais, si on tient compte de l'influence démontrée du système nerveux sur la nutrition des organes, si on se rappelle que l'herpès, le zona au moins, est un trouble trophique subordonné à une lésion des nerfs, et enfin si on accepte que la pneumonie franche est un herpès du poumon, on ne fera, ce me semble, aucune difficulté pour admettre que la névrite du pneumogastrique doit être primitive et que la pneumonie est un trouble trophique placé sous sa dépendance. C'est la conclusion à laquelle je voulais arriver.

La lésion du nerf pneumogastrique se montrera peut-être moins apparente dans quelques cas que dans mes observations où il s'agissait de pneumonies très-étendues ; peut-être encore cette lésion sera-t-elle limitée à une partie du tronc nerveux ou de ses branches, ou encore dans d'autres cas aux noyaux originels ; peut-être enfin, au lieu d'être une lésion inflammatoire, sera-t-elle une simple lésion irritative, comme une congestion. En tout cas, la lésion doit être peu profonde et peu durable, puisque, au bout de quelques jours, il ne reste pas de trouble fonctionnel et que la maladie pulmonaire elle-même disparaît rapidement.

Il me reste à indiquer comment j'ai été amené à supposer que le nerf pneumogastrique pouvait être primitivement malade dans la pneumonie et par suite à faire les examens anatomiques qui, dès les premières occasions, ont répondu à mon attente. J'y ai été conduit d'abord par les remarquables leçons de M. Charcot sur les troubles trophiques dans les maladies du système nerveux, et par les applications que j'ai cherché à en faire dans l'étude de quelques maladies des nerfs, notamment dans la sciatique ; puis, par les excellents travaux de M. Parrot et de M. Lagout, qui m'ont paru démontrer que la pneumonie est un herpès ; enfin par une particularité que j'ai très-fréquemment rencontrée au début de la tuberculose et dont je dirai quelques mots, parce que cette particularité a des rapports étroits avec mon sujet.

Dans les phases initiales de la phthisie pulmonaire, alors que l'infiltration tuberculeuse est limitée au sommet d'un poumon, il est très-fréquent de constater une adénopathie trachéo-bronchique limitée au côté correspondant. Tandis que je m'appliquais à rechercher les signes de cette adénopathie, dont l'étude a été si bien faite par mon maître M. Noel Gueneau de Mussy, je fus frappé de voir que très-souvent, chez les malades qui présentaient les lésions que je viens d'indiquer, il y avait concurremment un engorgement de la base du poumon du même côté ; et cherchant comment relier ensemble ces manifestations diverses, je pensai que, si l'adénopathie était subordonnée à la lésion tuberculeuse du sommet, d'autre part l'engorgement de la base du poumon était sous la dépendance de l'adénopathie, et cela par l'intermédiaire du pneumogastrique. A l'appui de cette interprétation, je noterai que le Dr Baréty mentionne, dans son excellente thèse (1), les altérations du pneumogastrique comme très-fréquentes au contact des ganglions bronchiques ma-

_____

(1) Baréty. De l'adénopathie trachéo-bronchique, etc. Thèse inaugurale. Paris, 1874.

lades, que l'on sait quelle influence manifeste le pneumogastrique exerce sur la circulation et sur la nutrition du poumon, enfin que, chez les malades en question, je trouvais souvent une sensibilité particulière sur le trajet du nerf pneumogastrique au cou. Je considérais donc l'engorgement de la base pulmonaire dans ces cas comme une sorte de trouble trophique lié à une lésion du nerf pneumogastrique. Mais dans ces faits, le contrôle anatomique manque : on ne meurt pas au début de la tuberculose, et, dans les stades avancés de la maladie, le poumon étant altéré dans toute sa hauteur, on ne peut plus faire le départ des lésions qui peuvent être imputables, d'un côté à la tuberculose, de l'autre à l'adénopathie et aux lésions concomitantes du nerf pneumogastrique.

Je viens de toucher encore un point de la pathologie du pneumogastrique ; nul doute qu'il y ait beaucoup à faire dans cette direction. Le nerf pneumogastrique, qui devrait tant intéresser les médecins puisqu'il tient en partie sous sa dépendance les viscères de la poitrine et de l'abdomen, a été jusqu'ici trop négligé. Cependant, je m'empresse de rappeler que récemment M. Noel Gueneau de Mussy a inauguré cette voie en montrant que, dans les nombreuses maladies qui sont accompagnées d'adénopathie trachéo-bronchique, comme la coqueluche, la tuberculose pulmonaire et d'autres encore, on observe habituellement divers troubles fonctionnels qui ne peuvent être attribués qu'à une lésion de voisinage des nerfs pneumogastriques : ainsi la toux quinteuse, coqueluchoïde, et aussi la dyspepsie et des vomissements répétés qui se montreraient surtout dans les lésions du nerf pneumogastrique gauche (1). De même M. Peter, qui fait jouer un grand rôle aux nerfs pneumogastriques dans la production de certains accidents des maladies du cœur ou des poumons, a attribué aussi à l'irritation de ces nerfs et même à la névrite les douleurs à la région du cou sur le trajet du nerf, les vomissements opiniâtres, enfin les palpitations et l'accélération excessive des battements du cœur qu'il a rencontrés dans l'adénopathie trachéo-bronchique liée à la phthisie pulmonaire (2). A l'étude de ces troubles fonctionnels, je voudrais ajouter celle des lésions matérielles, des altérations trophiques que, dans des conditions analogues, on rencontre dans les organes innervés par le pneumogastrique et qui sont la conséquence d'une maladie primitive ou secondaire de ce nerf.

Ai-je besoin, en terminant, de faire des réserves sur quelques-

---

(1) Noel Gueneau de Mussy. Clinique médicale, 1875, t. I, *passim*, et *France médicale*, 21 juillet 1877.

(2) Michel Peter. Leçons de clinique médicale, 1077, t. I, passim ; et *France médicale*, 17 octobre 1877.

unes des opinions que j'ai émises dans ce travail et qui exigeraient, je suis le premier à le reconnaître, une plus sévère démonstration. Si j'ai fait des hypothèses, je ne les regrette pas, elles ont l'avantage de provoquer les recherches et je serais heureux que mes collègues de la Société clinique voulussent bien exercer sur elles leur contrôle.

En attendant que la pathogénie de la pneumonie que je propose soit plus amplement démontrée, je m'abstiendrai de rechercher les applications qu'on en pourrait faire au pronostic et au traitement de cette maladie. Qu'il me soit permis cependant de faire remarquer que par elle on voit comment la pneumonie franche aiguë primitive est une maladie bénigne de sa nature, qui ne devient grave que lorsqu'elle est très-étendue ou accompagnée de ces congestions pulmonaires considérables, dont M. Woillez a bien montré la fréquence et l'importance, ou encore lorsqu'elle se développe dans un organisme entaché par l'alcoolisme, par la sénilité ou par toute autre cause débilitante ; dans un cas, elle fait périr par asphyxie, dans l'autre par insuffisance dans la résistance de l'économie. On s'explique aussi comment la pneumonie guérit d'elle-même, sauf les conditions que je viens d'indiquer, non-seulement chez les enfants, ainsi que l'a montré M. Barthez, mais à tout âge ; et comment l'intervention thérapeutique doit s'adresser, non à la pneumonie elle-même (que peut-on contre une éruption d'herpès, un bouton de fièvre dans le poumon?), mais peut-être à la lésion irritative du pneumogastrique, en tout cas à la fièvre, à la congestion pulmonaire et à la débilité de l'organisme qui font la gravité de la maladie.

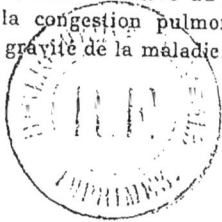

Paris. — A. PARENT, Imp. de la Faculté de Médecine, r. M.-le-Prince, 31.

LA
FRANCE MÉDICALE

Paraissant le Mercredi et le Samedi

BUREAUX
chez V. A. DELAHAYE et Cie
Pl. de l'École-de-Médecine
PARIS

23e ANNÉE

UN AN
FRANCE...... 12 FR.
UNION POSTALE 16 FR.
PAYS D'OUTRE-MER 20 FR.

Rédacteur en Chef

Le Dr BOTTENTUIT

MÉDECIN CONSULTANT AUX EAUX DE PLOMBIÈRES,
ANCIEN INTERNE DES HÔPITAUX DE PARIS,
MEMBRE DE LA SOCIÉTÉ ANATOMIQUE,
CHEVALIER DE LA LÉGION D'HONNEUR, ETC.

COMITÉ DE RÉDACTION :

P. BERGER,
Professeur agrégé à la Faculté
de médecine de Paris.

LABADIE LAGRAVE,
Ancien interne lauréat
des hôpitaux.

G. CHANTREUIL,
Prof. agrégé d'accouchements
à la Faculté de Paris.

COLLABORATEURS :

MM. GOSSELIN, Germain SÉE, RICHET, GUENEAU DE MUSSY,
VERNEUIL, BONDET (de Lyon), BUCQUOY, Michel PETER
Russel REYNOLDS (de Londres),
Alfred FOURNIER, HAYEM, LAUGIER, CORLIEU, FERRAND, GENEVOIX,
BRUTÉ (de Rennes), A. BERGERON, etc., etc.

Outre les travaux de médecine et de chirurgie pratiques, qui occupent la place la plus importante, la *France médicale* publie de nombreux articles sur les sciences accessoires. Il paraît deux fois par mois une *Revue de Chimie et de Pharmacologie*.

Les travaux français et étrangers y sont analysés dans une *Revue hebdomadaire de la Presse*.

Les séances des Sociétés savantes, la Bibliographie, les Variétés littéraires et médicales, les Intérêts professionnels sont l'objet de comptes-rendus et d'articles qui paraissent régulièrement.

On s'abonne en envoyant un mandat-poste de 12 francs à M. V. A. DELAHAYE et Cie, éditeurs, Place de l'École-de-Médecine.
Pour les Étudiants, le prix d'abonnement est de 8 fr.

Des diarrhées chroniques, et de leur traitement par les Eaux de Plombières, par le docteur BOTTENTUIT, ancien interne des hôpitaux de Paris, rédacteur en chef de la *FranceMédicale*, médecin consultant aux eaux de Plombières, etc. in-8⁰ 2 fr.

Guide médical aux Eaux de Plombières, par les docteurs BOTTENTUIT et HUTIN, avec 18 gravures et un plan des environs. Édition Diamant, reliée 3 fr.

Traité pratique des maladies des reins, par S. ROSENSTEIN, professeur de clinique médicale à Grœningue, Traduit de l'allemand par les docteurs BOTTENTUIT et LABADIE-LAGRAVE, 1 vol. in-8............................ 10 fr. »
Cartonné.. 11 fr. »

Le diabète sucré et son traitement diététique, par A. CANTANI, professeur et directeur de clinique médicale à l'Université royale de Naples. Ouvrage traduit et annoté par le Dʳ H. CHARVET. 1 vol. in-8, avec 3 planches. Broché...... 8 fr. »

Maladies chirurgicales du pénis, par J.-N. DEMARQUAY, chirurgien de la Maison municipale de santé, membre de l'Académie de médecine. Ouvrage publié par les docteurs G. VŒLKER et J. CYR. 1 vol. in-8, avec figures dans le texte et 4 planches en chromolithographie. Broché........................ 11 fr. »
Cartonné.. 12 fr. »

Leçons de clinique médicale, faites à l'hôpital de la Charité, par le professeur JACCOUD. 1 fort vol. in-8 de 878 pages, avec 29 figures et 11 planches en chromolithographie, 3ᵉ édition, avec un joli cartonnage en toile................... 16 fr.

Leçons de clinique médicale, faites à l'hôpital Lariboisière par le professeur JACCOUD. 2ᵉ édit. 1 vol. in-8 accompagné de 10 planches en chromolith. Cartonné. 16 fr.

Traité d'anatomie descriptive, avec figures intercalées dans le texte, par PL.-C. SAPPEY, professeur d'anatomie à la Faculté de médecine de Paris, etc. 3ᵉ édition entièrement refondue, 4 vol. in-8. 1876-1877................... 60 fr.
Cartonné.. 65 fr
Quelques exemplaires sur papier vélin................................ 80 fr.

Leçons de clinique obstétricale, professées à l'hôpital des Cliniques, par le Dʳ DEPAUL, professeur de clinique d'accouchements à la Faculté de médecine de Paris, membre de l'Académie de médecine, rédigées par M. le Dʳ DE SOYRE, chef de clinique, revues par le professeur. 1 vol. in-8, avec figures intercalées dans le texte.. 16 fr. »

Clinique médicale, par le Dʳ GUENEAU DE MUSSY, médecin de l'Hôtel-Dieu, membre de l'Académie de médecine, etc. 2 vol. in-8.................. 24 fr.

Traité pratique des maladies du larynx, précédé d'un Traité complet de laryngoscopie, par le Dʳ CH. FAUVEL, ancien interne des hôpitaux de Paris. 1 vol. in-8, avec 144 figures dans le texte et 20 planches, dont 7 en chromolithographie. Broché... 20 fr. »
Cartonné... 21 fr. »

L'ancienne Faculté de médecine de Paris, par M. CORLIEU. 1 vol. petit in-8, de 283 pages. 1877.. 5 fr. »

Les causes de la gravelle et de la pierre étudiées à Contrexéville pendant neuf années de pratique médicale, par DEBOUT. 1 vol. in-8 de 138 pages avec 32 figures dans le texte. 1876................................... 3 fr. »

Essai sur les variations de l'urée et de l'acide urique dans les maladies du foie, par GENEVOIX. In-8 de 107 pages. 1876.................. 2 fr. 50

Traité d'anatomie pathologique, par M. LANCEREAUX, professeur agrégé à la Faculté de médecine de Paris, médecin des hôpitaux, etc. Tome 1ᵉʳ. Anatomie pathologique générale. 1 fort vol. in-8 de 838 pages avec 267 figures intercalées dans le texte. 1877. 20 fr. Cartonné............................... 21 fr. »

Leçons sur les affections de l'appareil lacrymal comprenant la glande lacrymale et les voies d'excrétion des larmes, par MM. PANAS et CHAMOIN. 1 vol. in-8 avec figures dans le texte. 1877.............................. 5 fr. »

Leçons cliniques sur les maladies du cœur, professées à l'Hôtel-Dieu de Paris, par M. BUCQUOY. *Troisième édition*, 1 vol. in-8 de 170 pages, avec figures dans le texte, cartonné en toile. 1873........................... 4 fr. »

Leçons cliniques sur la syphilis étudiée plus particulièrement chez la femme, par M. Alfred FOURNIER, professeur agrégé, médecin de l'hôpital de Lourcine. 1 fort vol. in-8 avec tracés sphygmographiques. 1873. Br. 15 fr. Cart........ 16 fr. »

Fracastor : la Syphilis, 1530 ; le Mal français, 1546, par M. Alfred FOURNIER ; traduction et commentaire. 1 vol. in-12 de 210 pages. 1870... 2 fr. 50

Paris. — A. PARENT, imprimeur de la Faculté de Médecine, rue M.-le-Prince, 29-31.